Hanna Pessl

Fantasiereisen für kleine Yogis

Übungen für Spaß, Bewegung und Entspannung

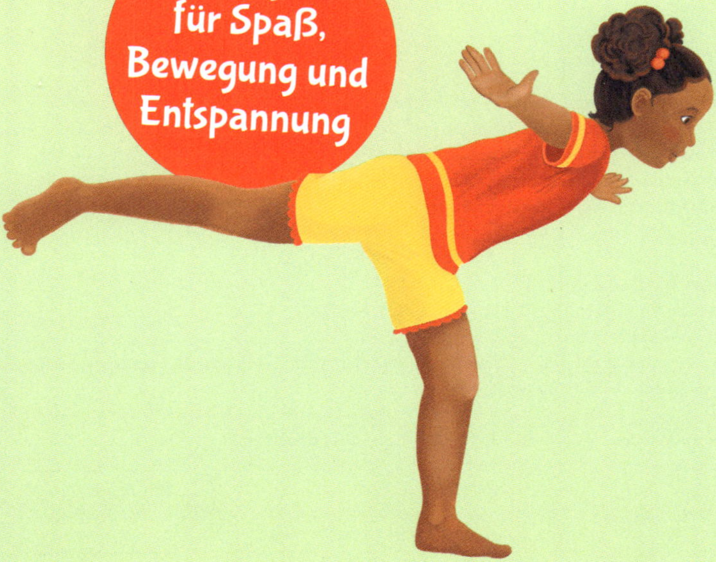

riva

Bibliografische Information der Deutschen Nationalbibliothek
Die Deutsche Nationalbibliothek verzeichnet diese Publikation in der Deutschen Nationalbibliografie. Detaillierte bibliografische Daten sind im Internet über https://dnb.de abrufbar.

Für Fragen und Anregungen
info@m-vg.de

Wichtige Hinweise
Dieses Kartenset ist für Lernzwecke gedacht. Es stellt keinen Ersatz für eine individuelle medizinische Beratung dar und sollte auch nicht als solcher benutzt werden. Wenn Sie medizinischen Rat einholen wollen, konsultieren Sie bitte einen qualifizierten Arzt. Der Verlag und die Autorin haften für keine nachteiligen Auswirkungen, die in einem direkten oder indirekten Zusammenhang mit den Informationen stehen, die in diesem Buch enthalten sind.

Ausschließlich zum Zweck der besseren Lesbarkeit wurde auf eine genderspezifische Schreibweise sowie eine Mehrfachbezeichnung verzichtet. Alle personenbezogenen Bezeichnungen sind somit geschlechtsneutral zu verstehen.

Originalausgabe
1. Auflage 2024

Türkenstraße 89
80799 München
Tel.: 089 651285-0

Redaktion: Sarah Holzwarth
Umschlaggestaltung: Sonja Stiefel
Umschlagabbildung: Nataša Kaiser
Illustrationen im Innenteil und auf den Karten: Nataša Kaiser, außer: deposit/SKvectorstock und Grafixpoint (Element-Icons auf Karten und im Bookelt)
Layout: Sonja Stiefel
Satz: feschart print- und webdesign, Michaela Röhler, Leopoldshöhe
Druck: Printed in China

ISBN Print: 978-3-7423-2613-3

Inhalt

Vorwort

Namaste, Abenteurer*in!

Hast du Lust, mit Elfen, Krokodilen, Dinosauriern oder Sonnenkindern auf Reisen zu gehen? In der kleinen Box findest du die Tickets in unterschiedliche Yogawelten. In jedem Land wartet ein Wesen auf dich, das dich auf eine spannende Reise mitnimmt. Die Karten sind die Tickets. Und dieses Büchlein ist dein Reiseführer. Darin findest du wichtige Tipps für eine gelungene Reise. Lies dir den Reiseführer vorher durch, dann bist du gut auf deine Abenteuer vorbereitet.

Du kannst die Yogareisen allein erleben oder mit anderen Menschen. So wie echtes Reisen machen auch Yogareisen mit anderen Menschen meistens mehr Spaß.

Ich freue mich schon sehr auf die gemeinsamen Reisen mit dir!

Deine Hanna

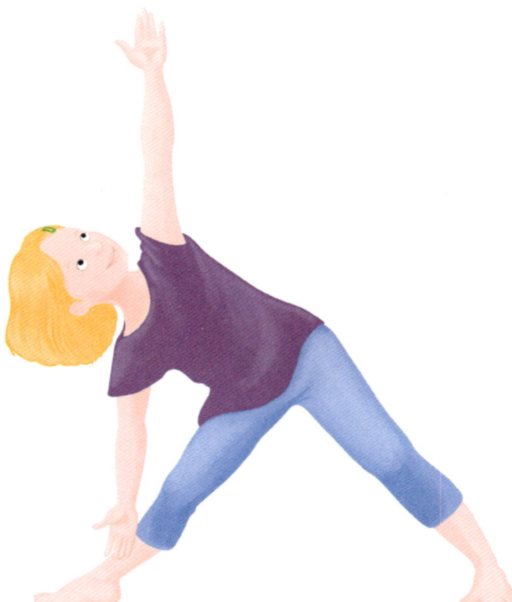

Namaste, großer Yogi oder Yogini!

Als ich zum ersten Mal mit Yoga in Berührung kam, hat diese Begegnung mein gesamtes Leben verändert. Ich fühlte mich plötzlich zu Hause. Angekommen. Damals, als Lehramtsstudentin, wusste ich, dieses Wissen gehört in jeden Kindergarten, jede Schule und jedes Wohnzimmer.

Ich stellte mir schon damals eine Welt vor, in der wir uns nicht an den Leistungen im Außen messen oder uns gar nach utopisch ausgedachten Maßstäben mit anderen vergleichen, sondern gemeinsam spielen und die Verbindung zwischen uns spüren.

Es ist besonders wichtig, wie wir unseren Kindern begegnen. Die Haltung hinter jeder Handlung ist wesentlich. Viel wesentlicher als die Handlung selbst. Kinder sind hochsensible Wesen, die das schnell spüren.

Yoga ist für mich mein wertvollstes Werkzeug für eine liebevolle innere und äußere Haltung. Die Yogapositionen (oder Asanas) sind dabei nur einer von vielen Zugängen zur alten Yogaphilosophie.

Mein Wunsch ist es, dir mit diesem kleinen Büchlein und den dazugehörigen Karten diese Haltung zu vermitteln, denn Kinderyoga hat keine bestimmte Form und muss sich nicht beweisen. Yoga mit Kindern wirkt, wenn sich der erwachsene, starr gewordene Geist in dir auf den Moment mit Kindern einlassen kann und mehr Verbindung entstehen darf.

Viel Spaß beim Ausprobieren und gemeinsamen Spielen!

Deine Hanna

Was ist Kinderyoga?

Bestimmt hast du schon einmal Yogapositionen wie den Baum oder die Kobra gesehen und geübt. Viele Menschen glauben, dass mit Yoga diese Positionen gemeint sind. Ich verrate dir ein Geheimnis, das viele Erwachsene auch nicht kennen: Die Yogapositionen sind gar nicht Yoga. Sie sind die Transportmittel, die dich zum Yoga bringen.

Yoga bedeutet Verbindung

Im Kinderyoga reist du mit deiner Fantasie in unterschiedliche Yogaländer. Diese Reisen zeigen dir, wozu du in der Lage bist und welche Geschenke in dir stecken, wenn du an dich glaubst. In der Box findest du einzelne Tickets, die dich in unterschiedliche Yogaländer auf fünf verschiedenen Yoga-Kontinenten bringen. Jedes Land wartet mit neuen Tieren und Abenteuern auf dich und hat eine Botschaft für dich.

Wenn du im Yogaland angekommen bist, spürst du dich verbunden mit

- deinem Körper,
- der leisen, liebevollen Stimme in dir,
- deiner Atmung,
- den Menschen und Tieren um dich herum,
- deinen Gefühlen.

Kurz gesagt: Im Yogaland fühlt es sich leicht, weit und friedlich an.

Yoga ist Urlaub vom Alltag

Wenn du in eines der Yogaländer reist, dann machst du in dieser Zeit Urlaub vom Alltag. Es gibt dort keinen Zeitdruck, keine Vergleiche mit anderen und keinen Zwang. Du würdest dich im Urlaub vermutlich auch nicht mit anderen Menschen vergleichen, wer besser Urlaub macht. So ist jede Reise anders und ganz persönlich. Auch die Transportmittel – also die Yogapositionen – sehen anders aus und fühlen sich oft anders an. Der eine fliegt lieber, eine andere findet es im Zug gemütlich. Unsere Körper sind einzigartig.

Dabei darfst du in den Yogawelten neugierig und kreativ sein. Erfinde gerne neue Asanas und Geschichten. Deine drei inneren Superkräfte werden dir dabei helfen.

Die drei inneren Superkräfte

Kinder haben mehrere Superkräfte, die die meisten Erwachsenen leider verlernt haben. Manchmal sind die Superkräfte so stark, dass auch die schlafenden Kräfte der Erwachsenen wieder geweckt werden. Probiere mal aus, ob du einen Unterschied bei den Großen in deiner Umgebung bemerkst. Mit diesen Superkräften werden Menschen kreativer, entspannter, können besser zuhören und lustiger spielen.

Deine Körperweisheit

Die erste Superkraft ist deine Körperweisheit. Dort, wo manche Erwachsene mit ihrem Körper viel zu hart und streng umgehen, hörst du auf die kleinen Signale des Körpers. Diese Signale können ein kurzer Schmerz sein oder eine leise Stimme im Kopf, die »Stopp« flüstert. Nimm diese Signale ernst und höre auf sie.

Möglicherweise wirst du auf deinen Abenteuerreisen auf dem Yogaplaneten erkennen, dass es Yogapositionen gibt, die dein Körper (noch) nicht mag. So wie dein Körper Lieblingsspeisen hat, hat er auch Lieblingsasanas. Manchmal sind aber genau die Positionen gut und gesund für uns, die wir nicht so mögen. Also übe immer wieder auch »Spinat-und-Blumenkohl-Asanas«, damit sich dein Körper an den Geschmack gewöhnt.

Bei all den Experimenten und Abenteuern achte auf die erste goldene Yogaweisheit: »Solange du atmen und lächeln kannst, geht es deinem Körper gut.«

Dein Zauberauge

Auf deiner Stirn zwischen deinen Augen liegt deine zweite Superkraft: dein Zauberauge. Mit diesem Auge denkst du dir die buntesten Geschichten und Spiele aus und du träumst damit.

Dein Zauberauge ist dein wichtigster Begleiter auf Yogareisen. Es kann sogar sein, dass es dir auf der Reise weitere spannende Abenteuer zeigt und du neue innere Fantasiewelten entdeckst. Das ist wunderbar. Denn die zweite goldene Yogaweisheit lautet: »Zauberaugen sind wichtig und sollten verwendet werden, damit sie nicht irgendwann eine Brille benötigen.«

Dein Staunen

Dein Staunen ist deine größte Superkraft. Sie hilft dir dabei, im Moment anzukommen und Glück zu empfinden. Leider verlernen viele Erwachsene auch diese Superkraft und sind dann unglücklich und hetzen von einem Termin zum anderen. Dabei ist Staunen so einfach und macht glücklicher.

Vielleicht staunst du darüber, wie sich dein Körper verändert, wenn er regelmäßig in Yogaländer reist. Oder du staunst über die Ideen, die dir dein Zauberauge zeigt. Und hoffentlich staunst du über die Großen in deiner Nähe, die durch die gemeinsamen Reisen immer besser im Spielen werden.

Die dritte goldene Yogaweisheit lautet somit: »Du solltest jeden Tag mindestens einmal staunen. Durch das Staunen merkst du, wie beschenkt du bist.«

Tipps für Erwachsene

Yoga ist eine innere Haltung, die jedem Menschen uneingeschränkt zugewandt ist. Es gilt darum, dass wir Erwachsenen jedes Kind in seiner Einzigartigkeit annehmen können. Die gemeinsamen Yoga-Abenteuer und unsere eigene Yogapraxis können uns dabei ein wunderbares Werkzeug sein.

Damit du und die Kinder auch gerne immer wieder gemeinsam auf Yoga-Abenteuer gehen wollen, folgen hier meine zehn wichtigsten Tipps:

1. Sei authentisch: Du bist für die Kinder der*die Yogalehrende. Etabliere für dich eine liebevolle und regelmäßige Praxis. Denn Stille ist ansteckend.
2. Nimm dich nicht zu ernst. Kinder lieben Humor und wenn du dich selbst auf die Schippe nehmen kannst. Perfektionismus ist out.
3. Respektiere dich und die Kinder. Kein Kind stört. Verhalten hingegen kann störend sein. Unterscheide zwischen diesen beiden Dingen.
4. Lade Kreativität und Flexibilität ein. Baue die Ideen der Kinder in deine Einheit ein. So sind sie auch immer wieder bereit, deiner Führung zu folgen.
5. Klare Führung und Rituale geben Sicherheit. Behalte deine liebevolle Führung trotz aller Flexibilität. Zu viele Fragen an die Kinder schaffen Unsicherheit.
6. Halte stille Phasen, die natürlich entstehen, aus und dehne diese Phasen bewusst ein paar Momente in die Länge.
7. Weniger ist mehr. Überfordere dich und die Kinder nicht, indem du zu viele unterschiedliche Elemente in eine Einheit packst.
8. Schaffe Raum für Magie und Staunen. Gestalte vor allem das Anfangs- und Schlussritual voller Magie.
9. Lade dein eigenes Inneres Kind in die Yogaeinheit ein. Spiele mit deiner Stimme und Mimik. Kinder lieben es, wenn Erwachsene mit ihnen gemeinsam Schabernack treiben.
10. Fließe mit dem Leben und arbeite nicht dagegen. Die Kinder haben noch viel Energie? Dann baue eine dynamische Übung ein und lasse dafür eine andere Übung weg.

Die fünf Yoga-Kontinente

Im Yoga-Universum gibt es fünf verschiedene Kontinente. Sie warten mit verschiedenen Geschenken und weiteren Superkräften auf dich. Frage dich also vor jeder Reise: »Welcher Kontinent würde mich jetzt am besten unterstützen?«

Yogi-Wissen für dich

Die alten Yogis und Yoginis meinen, dass das gesamte Universum aus fünf Elementen aufgebaut ist, die jedes Lebewesen, jede Pflanze und jeden Stein durchströmen. Die verschiedenen Elemente haben unterschiedliche Aufgaben und Eigenschaften.

Erde – Stabilität und Sicherheit

Du bist hibbelig und weißt nicht, wie du dich beruhigen kannst? Deine Gedanken fahren Achterbahn und es fühlt sich so an, als hättest du etwas Wichtiges vergessen? Du fühlst dich rastlos und wünschst dir Ruhe und eine Zauber-Kuscheldecke?

Dann ist der Erd-Kontinent genau richtig für dich. Hier erwarten dich Yogareisen, die deinen Körper beruhigen und dir wieder ein sicheres Gefühl verschaffen. Sie lassen dich wieder in deinem Körper ankommen und geben dir Stabilität und Vertrauen in dich und die Welt.

Wasser – Kreativität und Flexibilität

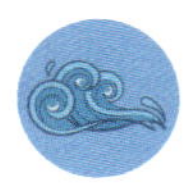

Deine Gedanken sind festgefahren und du wünschst dir mehr Spaß und neue Ideen? Langeweile macht sich breit und du weißt nicht, was du mit dir anstellen sollst? Ein hartnäckiges Gefühl klebt unangenehm in dir und lässt dich nicht mehr los?

Der Wasser-Kontinent kann dir jetzt helfen. Die Yogareisen spülen mit der Kraft des Wassers alte Langeweile, störende Gedanken und klebrige Gefühle weg. So haben neue Ideen und Lebensfreude wieder Platz, um sich in deinem Körper auszubreiten.

Feuer – Kraft und Durchsetzungsvermögen

Du fühlst dich kraftlos und kommst morgens nur schwer aus dem Bett? In deinem Bauch sitzt ein Klumpen, der nicht weggehen will? Du fühlst dich von deinen Freund*innen oder deiner Familie ungerecht behandelt und weißt nicht, wie du reagieren sollst?

Der Feuer-Kontinent gibt dir die Kraft, für dich selbst einzustehen. Auf den Yogareisen lernst du deine Wutkraft kennen. Sie will dir nichts Böses, sie will dich schützen und dir zeigen, wie stark du bist. Die Übungen des Feuer-Kontinents schenken dir Willensstärke, Lebendigkeit und Mut.

Luft – Leichtigkeit und Mitgefühl

Du fühlst dich einsam und weißt aber nicht genau warum eigentlich? In deinem Brustraum fühlt es sich eng an? Eigentlich wünschst du dir nur Frieden und Leichtigkeit, aber da ist Traurigkeit?

Der Luft-Kontinent wartet mit Liebe, Lachen und Leichtigkeit auf dich. Diese Yogareisen bringen frischen Wind und ein warmes Herz. Durch verschiedene Yogapositionen stärkst du deine Herzensverbindungen zu anderen Menschen. Und möglicherweise entdeckst du auf diesen Reisen einen tiefen Frieden in dir.

Raum – Klarheit und Stille

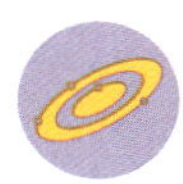

Stellst du dir manchmal die Frage, ob das schon alles gewesen ist? Hast du auch eine Ahnung, dass es auf der Erde viel mehr Magie gibt, die es noch zu entdecken gibt? Gibt es manchmal

Momente in deinem Leben, in denen du alles weißt, und im nächsten Moment legt sich über dieses Wissen ein Schleier?

Der Raum-Kontinent ist für mutige Forscher*innen, die sich und die innere Welt entdecken wollen. Die Yogis und Yoginis sagen, dass das Element Raum alles durchdringt. Es ist die Leinwand, auf der das Leben sich abspielt. Durch die Yogareisen zu diesem Kontinent entdeckst du Klarheit, Entspannung und angenehme Stille.

Reisevorbereitung

Bevor du deine Reise in die magischen Welten starten kannst, solltest du dir einen Reiseplan zusammenstellen. Denn dieser bereitet dich perfekt auf deine Entdeckungstour vor und du kannst sie vollends genießen.

So startest du deine Reise

Sobald dein Yogaplatz vorbereitet ist, kannst du auch schon starten. Am besten reist du auf einer Yogamatte oder einer anderen weichen Unterlage. Achte darauf, dass du in der Zeit nicht gestört wirst. Also verbanne unbedingt alle Smartphones und Tablets aus dem Yogaraum.

In dieser Phase stellst du dein inneres Navigationssystem ein. Du gibst vor, wo du hinreisen möchtest. Lasse dich hier nicht ablenken, dann kommst du einfacher an dein Ziel.

Auswahl der Yogareise

Frage deinen Körper, welcher Kontinent dir gerade guttun würde, oder lasse den Zufall entscheiden, indem du eine Karte ziehst.

Die Yoga-Kontinente Erde, Wasser, Feuer und Luft enthalten unterschiedliche Yogapositionen und lassen dich aktiv werden. Der Yoga-Kontinent Raum hilft dir zu entspannen. Hier kannst du dich ausruhen und der Geschichte lauschen.

Schaue dir vor der Reise die Strecke (Asanas) im Reiseführer an. Bevor du ein neues Yogaland bereist, schaue dir an, welche Yogapositionen darin auf dich warten. Die Positionen sind auf den Karten hervorgehoben. Im Reiseführer ab Seite 18 findest du Bilder und Beschreibungen der Asanas.

Tipp für eine längere Reise: Wenn du möchtest, kannst du auch zwei Yogareisen miteinander verbinden. Suche dir dafür zuerst eine aktive Reise aus (Erde, Wasser, Feuer, Luft) und genieße zum Abschluss eine Entspannungsreise (Raum).

Aktiviere dein Zauberauge

Damit du dein Navigationssystem auch gut empfangen kannst, aktivierst du als Nächstes dein Zauberauge. Schließe dazu für einen Moment die beiden anderen Augen. Dadurch öffnet sich dein Zauberauge. Dieses liegt zwischen deinen beiden Augen, oberhalb deiner Nase. Du kannst es mit deinen Fingern aktivieren, indem du es wach rubbelst oder sanft ausstreichst.

Jetzt bist du bereit für die Reise, denn die vierte goldene Yogaweisheit lautet: »Starte ungestört und mit klarem Ziel deine Reise.«

Infos für Erwachsene: Müssen sich Kinder aufwärmen?

Kinder müssen sich vor einer Yogaeinheit nicht zwingend aufwärmen. Allerdings macht es Sinn, die kleinen Energiebündel vor dem Start der Yogareise etwas durch Tänze oder Laufspiele (mit Bezug auf das Thema des Hauptteils) auszupowern. So können sich die Kinder danach besser auf die Geschichte einlassen.

Kinder lieben Stopptänze: Dabei läuft Musik, zu der sich die Kinder bewegen. Bei Musikstopp üben die Kinder eine bestimmte Yogaposition aus dem Hauptteil, die du vorgeben kannst.

Das Abenteuer erleben

Nun kann das Abenteuer losgehen. Bist du sehr hibbelig und kannst dich kaum auf die Geschichte konzentrieren? Dann nutze diese Energie und schüttle dich noch einmal kräftig aus oder tanze ein paar Minuten durch den Raum.

Die Abenteuer-Yogareisen

Wenn du dich für eine Reise zum Kontinent Erde, Wasser, Feuer oder Luft entschieden hast, erwarten dich darin unterschiedliche Yogapositionen in Form von Tieren, Pflanzen und Gegenständen.

Jede aktive Yogareise startet im Yogasitz. Lausche der Geschichte aufmerksam und übe die unterschiedlichen Positionen immer dann, wenn sie in der Geschichte erwähnt werden. Du kannst die Position so lange halten, bis die nächste Position auf der Reise vorkommt oder du nicht mehr atmen oder lächeln kannst. (goldene Yogaweisheit Nummer 1). Je länger du die Position halten kannst, desto mehr Zauberkräfte kann sie in dir entfalten. Am Ende der Reise kannst du wieder in den Yogasitz kommen oder dich hinlegen.

Die Faulenz-Yogareisen

Die Reisen zum Kontinent Raum sind perfekt nach einem langen Schultag, wenn du eine Extraportion Entspannung brauchen kannst. Bitte dafür einen anderen lieben Menschen, dir die Geschichte vorzulesen. Lege dich bequem hin, schließe deine Augen und lausche.

So beendest du deine Reise

Lasse dir am Ende Zeit, um die Reise nachwirken zu lassen:

Wie geht es dir jetzt?

Wie fühlt sich dein Körper nach der Reise an?

Kannst du dich noch an die Botschaft erinnern?

Die Yogareise soll dich stärken, entspannen und Yoga in dich hineinzaubern. Damit dieser Zauber lange anhält, kannst du ihn mit einer kurzen Entspannungspause fixieren. Lege dich nach der aktiven Yogareise für ein paar Atemzüge auf die Matte und spüre in deinen Körper hinein. Spüre, wie dein Atem fließt. Genieße die Ruhe in deinem Kopf.

Lege zum Abschluss beide Hände auf dein Herz. Schließe deine Augen und lasse die Botschaft noch einmal auf dich wirken.

Bedanke dich noch bei deinem wunderbaren Körper für das gemeinsame Abenteuer. Denn dein Körper hat Superkräfte und steckt voller Magie und Wunder. Gemeinsam mit deinem Körper kannst du jeden Tag neue Abenteuer erleben.

Damit die Zauberkräfte wirken können

Asanas nicht Ananas: Asanas nennt man im Yoga die verschiedenen Yogapositionen, die dir dabei helfen, deine Superkräfte zu aktivieren. Halte die Asanas ungefähr drei bis fünf lange Atemzüge, so können die Asanas ihre Zauberkräfte entfalten. Je länger du die Positionen hältst, desto mehr kann ihr Zauber wirken.

Und achte auf Yogaweisheit Nummer 1: »Solange du atmen und lächeln kannst, geht es deinem Körper gut.« Eine Position sollte niemals wehtun, darf aber gerne etwas ziepen und ziehen. Denn es gibt einen Unterschied zwischen gutem Schmerz und schlechtem Schmerz. Wie du den Unterschied erkennst, erfährst du hier.

Schmerzen im Yoga

Kennst du das, wenn du morgens aufstehst und dein gesamter Körper noch müde und steif ist? Wenn du dich dann mit deinem Oberkörper zu deinen Zehen nach unten beugst, zieht und schmerzt es möglicherweise. So fühlt sich Dehnungsschmerz an, und dieser Schmerz ist gut. Je mehr und öfter du die Asanas übst, desto weniger Dehnungsschmerz wirst du spüren und dein Körper wird flexibler und aktiver. Und dann gibt es auch einen stechenden Schmerz. Bei diesem Schmerz ruft der Körper regelrecht: »Aua! Aufhören!« Dieser Schmerz ist für dich eine Warnung. Bitte höre auf deinen Körper und passe die Position so für dich an, dass dein Körper nicht schreien muss.

Manchmal ist es gar nicht so leicht, zwischen diesen beiden Schmerzarten zu unterscheiden. Denn es kann auch vorkommen, dass wir eine Position nicht gerne üben, weil sie zu den »Spinat-und-Blumenkohl-Asanas« gehört. Übe sie dennoch drei Atemzüge. Du wirst danach möglicherweise stolz auf dich sein.

So übst du richtig

Nun verrate ich dir noch die letzte Yogaweisheit: »Je stärker deine Wurzeln, desto höher kannst du wachsen.«

Starke Wurzeln

In den meisten Yogapositionen wachsen deine Wurzeln aus deinen Füßen. Manchmal kommen sie aber auch aus deinem Gesäß, deinen Händen oder deinen Knien. Egal, welche Körperteile den Boden berühren, lasse aus ihnen dicke, feste Wurzeln in den Boden wachsen.

Superkleber für die Füße: Bei allen Standpositionen kannst du dir vorstellen, dass du Superkleber auf deine Fußsohlen streichst, um noch stabiler stehen zu können. Dieser Trick kann dir vor allem bei Balanceübungen helfen.

Seesternhände: Wenn auch die Hände den Boden berühren, dann spreize deine Finger weit auf. Lege sie wie Seesterne am Boden ab und drücke alle Sternenstrahlen fest in den Untergrund.

Aktive Gelenke

Halte während den Asanas deine Gelenke stabil und aktiv. Die wichtigsten Gelenke sind dabei: Knie, Ellenbogen und Schultern.

Um Ellenbogen und Knie zu schützen, lasse immer mindestens eine Minibeuge zu und drücke sie niemals ganz durch.

Die Schultern verkrampfen sich oft bei Anstrengung und Stress. Dann werden sie fest und ziehen sich nach oben zu den Ohren. Um die Schultern zu entspannen, atme laut aus und lasse sie fallen.

Kraftvolle Mitte

Unser Körper hat eine körpereigene Batterie eingebaut. Diese Batterie sitzt in unserem Bauch. Diese Batterie ist so viel stärker, als wir glauben. Sie gibt uns Kraft und Ausdauer. Aktiviere unbedingt die Körperbatterie auf deinen Yogareisen, so ist dein Körper gut geschützt und du hast genügend Kraft.

Für eine kraftvolle Mitte ziehst du in den Positionen deinen Bauchnabel nach innen, während du entspannt weiteratmest.

Klarer Blick und ruhige Atmung

Auf deinen Yogareisen wird es immer wieder wackelige Asanas geben, die dein Gleichgewicht schulen. Manchmal ist es ärgerlich, wenn diese Übungen so gar nicht klappen wollen. Je öfter du diese Positionen übst, desto leichter werden sie dir fallen. Und zusätzlich wird dir dieser Tipp helfen: Konzentriere dich bei Balanceübungen auf einen Punkt und atme ruhig und gleichmäßig weiter.

Die fünf goldenen Yogaweisheiten

1. »Solange du atmen und lächeln kannst, geht es deinem Körper gut.«
2. »Zauberaugen sind wichtig und sollten verwendet werden, damit sie nicht irgendwann eine Brille benötigen.«
3. »Du solltest jeden Tag mindestens einmal staunen. Durch das Staunen merkst du, wie beschenkt du bist.«
4. »Starte ungestört und mit klarem Ziel deine Reise.«
5. »Je stärker deine Wurzeln, desto höher kannst du wachsen.«

Die Yogapositionen

Die Yogapositionen werden auf deiner Yogareise in stehende, sitzende, kniende und liegende Postitionen eingeteilt. Jede dieser Positionen setzt eine eigene Magie frei und hilft dir dabei, Stabilität (Erde), Flexibilität (Wasser), Kraft (Feuer), Mitgefühl (Luft), Kreativität und Stille (Raum) zu finden.

Standpositionen

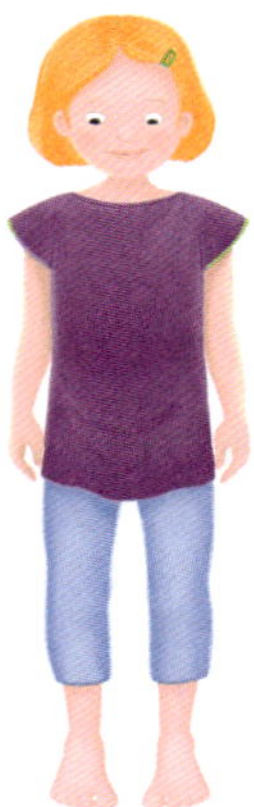

Berg

Stehe hüftbreit und aufrecht. Deine Füße sind genau unter den Hüftgelenken. Deine Knie sind leicht gebeut. Dein Becken kippt entspannt nach vorne. Stelle dir vor, du klemmst deinen unsichtbaren Känguru-Schwanz zwischen deine Beine. Dein Brustbein und dein Scheitel werden von einer unsichtbaren Schnur Richtung Himmel gezogen.

Zu finden unter folgenden Namen:

- Pinguin(junge)
- Pause
- Berg

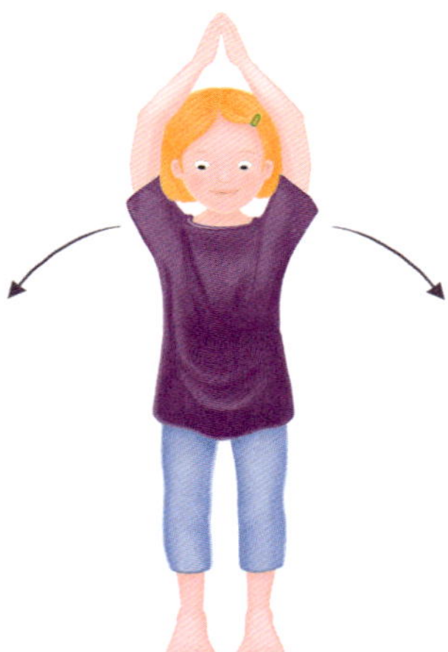

Variante: Palme

1. Strecke ausgehend von der Bergposition die Arme nach oben und bringe deine Handflächen zueinander.
2. Lasse die Beine und Hüfte zentriert in deiner Mitte und beuge dich aus deinem Oberkörper nach rechts und links. Beuge dich nur zur Seite und nicht nach vorne.

Zu finden unter folgenden Namen:

- Palme
- Schiefer Turm
- (Halb-) Mond
- Geier
- Kondor

Stehende Vorbeuge

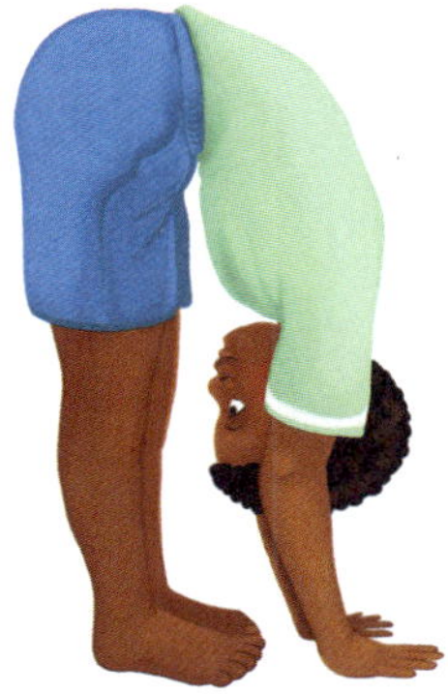

Beuge ausgehend aus dem Stand deine Knie leicht und lasse deinen Oberkörper nach vorne hängen. Du kannst deinen Bauch auf deinen Oberschenkeln ruhen und deinen Kopf und deine Arme locker hängen lassen. Dabei können die Knie die gesamte Zeit gebeugt bleiben.

Zu finden unter folgenden Namen:

- Elefant
- Brillenbär
- Reiherkinder
- Erde

Krieger*in 1

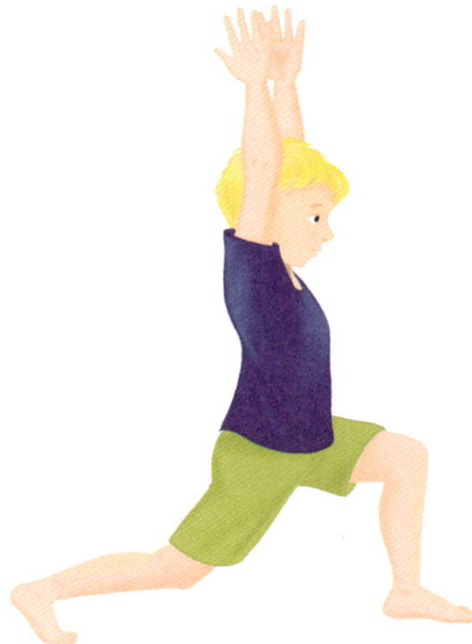

1. Steige ausgehend von der Bergposition mit einem Bein einen großen Schritt nach vorne. Achte darauf, dass dein vorderes Knie genau über deinem Fußgelenk steht. Dein hinterer Fuß ist aufgestellt und dein hinteres Bein fast gestreckt.
2. Drehe nun dein Becken nach vorne, sodass dein Oberkörper aufrecht und nach vorne ausgerichtet ist. Strecke beide Arme kraftvoll nach oben.

Variation: Du bist ein Einhorn oder Nashorn und bringst deine Arme über deinem Körper zu einem spitzen Horn zusammen.

Zu finden unter folgenden Namen:

- Steinbock
- Nashorn(dame)
- Rentier
- Einhorn
- Triceratops

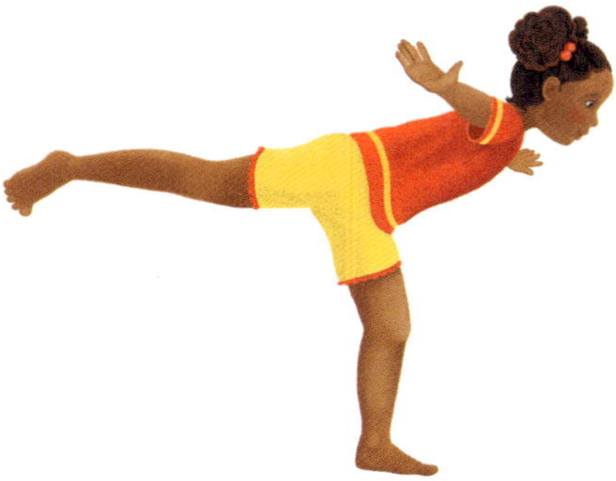

Krieger*in 3

1. Bringe ausgehend aus dem Berg zu Beginn beide Hände seitlich an deine Hüfte. Fixiere einen Punkt vor dir und atme ruhig.
2. Hebe nun ein Bein an und ziehe es langsam nach hinten, während dein Oberkörper nach vorne kippt. Die Arme können an der Hüfte bleiben, oder du streckst sie wie Flügel zur Seite aus.

Variation für kleinere Kinder: Lasse bei der Durchführung beide Beine am Boden und neige nur deinen Oberkörper nach vorne.

Zu finden unter folgenden Namen:

- Biene
- Pteranodon
- Tukan
- Rochen
- Möwe(nmädchen)

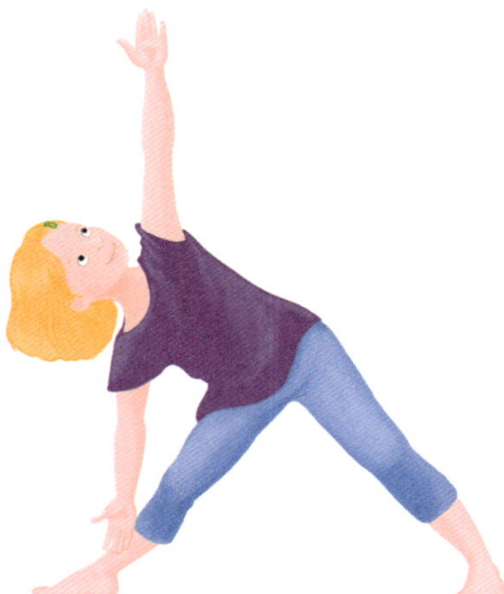

Dreieck

Steige ausgehend aus der Bergposition mit dem linken Bein einen großen Schritt nach vorne. Drehe die Zehen des vorderen Fußes nach außen und beuge deinen Oberkörper über dein vorderes, gestrecktes Bein. Beuge deinen Oberkörper nur seitlich und nicht nach vorne. Strecke dabei deinen rechten Arm nach oben und lege deine linke Hand entspannt am linken Bein ab.

Zu finden unter folgenden Namen:

- Tempel
- Patagotitan
- (See-)Ungeheuer
- Schneeflocke
- Pyramide
- Giraffe
- Dreieck
- Magie

Variante: Sonne

Komme in eine weite Grätsche. Beide Beine sind entspannt gestreckt und deine Arme zeigen zur Seite wie zwei Sonnenstrahlen. Lasse deine Schultern dabei sinken und atme tief ein und aus.

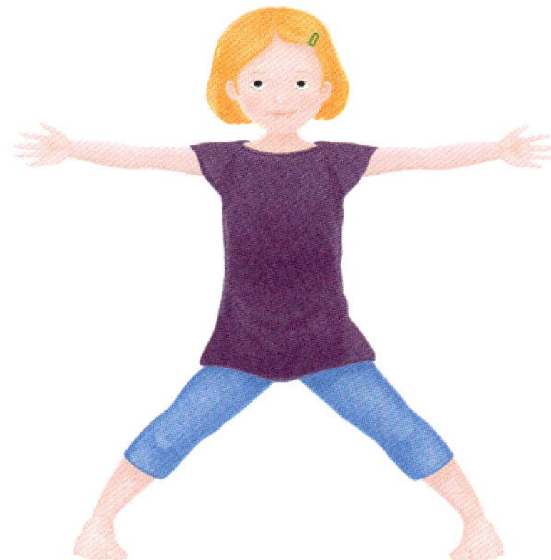

Zu finden unter folgenden Namen:

- Vulkan (mit Explosion)
- Sonne
- Über den Wolken surfen
- Sonnenstrahl

Stuhl

Beuge ausgehend aus der Bergposition deine Knie und stelle dir dabei vor, dass du dich nach hinten auf einen imaginären Stuhl setzt. Achte dabei darauf, dass dein Rücken gerade bleibt und dein Becken nach vorne kippt. Wenn deine Beine stabil stehen, kannst du mit deinen Armen in die Höhe wachsen. Die Arme sind dabei die Verlängerung deines Oberkörpers. Atme und lächle.

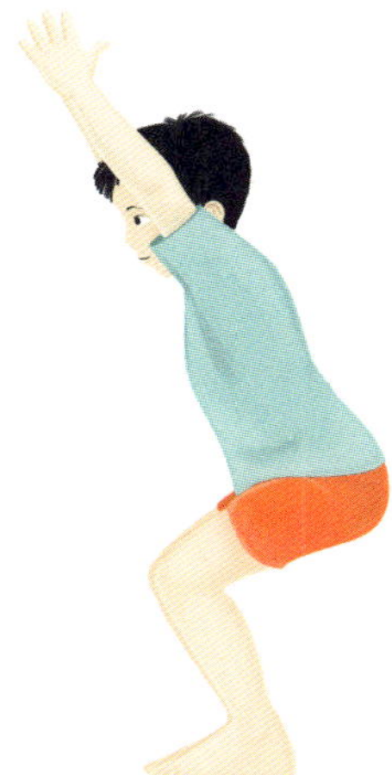

Zu finden unter folgenden Namen:

- Tyrannosaurus Rex
- Seepferdchen
- Känguru
- Wallaby
- Stuhl

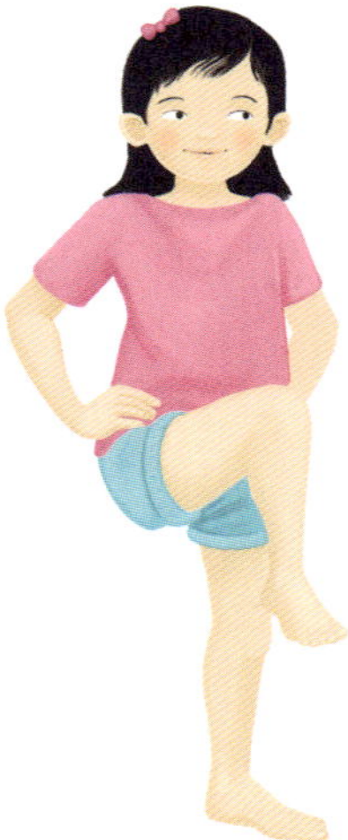

Einbeiniger Stand

1. Beginne in der Bergposition. Bringe deine Hände an deine Hüfte und fixiere mit deinen Augen einen Punkt vor dir. Atme ruhig und regelmäßig.
2. Nun verlagere dein Gewicht auf ein Bein und hebe langsam das andere Bein vom Boden ab. Ziehe das Knie des gehobenen Beines in Richtung Oberkörper. Achte darauf, dass du mit deinem Oberkörper aufrecht bleibst.

Zu finden unter folgenden Namen:

- Flamingo
- Pferd
- (Island-)Pony
- Zebra(herde)

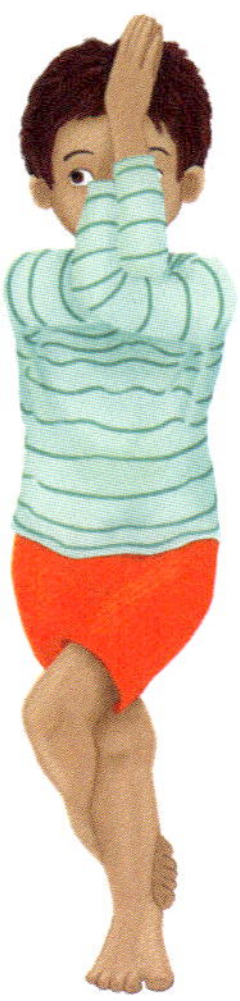

Variante: Adler

Beuge nun ausgehend aus dem einbeinigen Stand dein Standbein und wickle dein gehobenes Bein vorne um dein Standbein herum. Vielleicht ist es dir so sogar möglich, dass du deinen Fuß hinter der Wade des Standbeins einhakst. Deine Arme kannst du wie Adlerflügel zur Seite strecken oder vor deiner Brust überkreuzen.

Zu finden unter folgenden Namen:

- (Stein-)Adler
- Emu(-Küken)

Variante: Baum

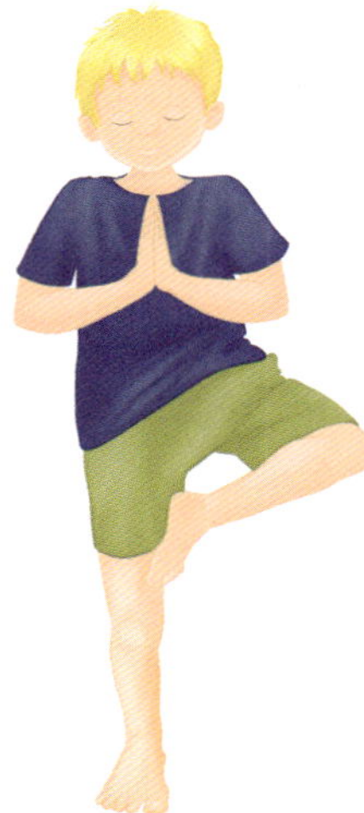

Winkle ausgehend aus dem einbeinigen Stand dein gehobenes Bein an und drehe das Knie nach außen. Setze dann den Fuß auf dem Unter- oder Oberschenkel des Standbeines ab.

ACHTUNG: Stelle deinen Fuß nie auf die Höhe deines Kniegelenks. Du könntest dich verletzen.

Zu finden unter folgenden Namen:
- Wälder
- Zauberbäume
- Sterne

Squat

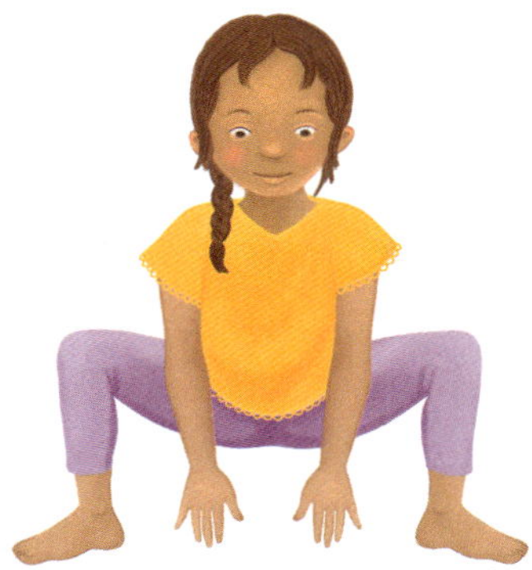

Stelle dich etwas breiter als hüftbreit hin und beuge deine Knie so weit, dass der Po zwischen die Beine kommt und deine Hände zwischen deinen Füßen den Boden berühren. Deine Fußsohlen können entweder abgelegt sein, oder du hebst deine Fersen an und balancierst auf den Fußballen. Achte darauf, dass dein Oberkörper gerade und deine Schultern entspannt bleiben.

Zu finden unter folgenden Namen:
- Feldhamster
- Wichtel(kind)
- Murmeltier
- Affe
- Totenkopfäffchen
- Eichhörnchen
- (Wüsten-)Springmaus
- Pavian
- Huhn/Hühner
- Fee
- Spatz
- Rakete
- Squat
- Vollmond

Positionen im Sitzen

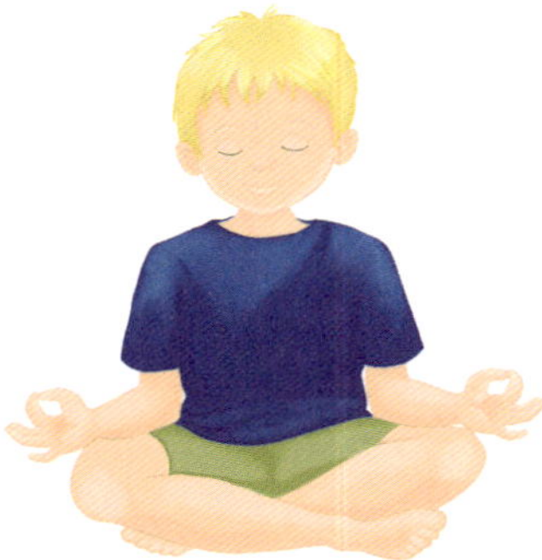

Kreuzbeinsitz

Setze dich aufrecht hin, sodass deine Sitzbeinhöcker gut mit deiner Unterlage verbunden sind. Beuge deine Knie, klappe deine Beine nach außen und ziehe deine Fersen zu dir heran. Wenn du magst, kannst du die Beine auch überkreuzen. Lasse deine Knie so weit sinken, wie es für dich angenehm ist.

Zu finden unter folgenden Namen:

- Fliegender Teppich
- Papagei
- Hinsetzen

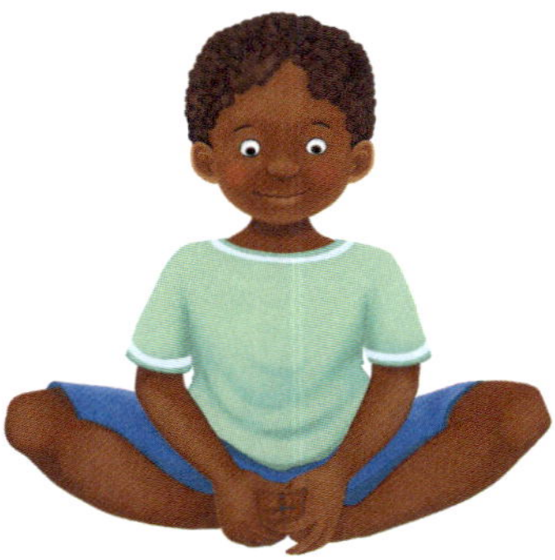

Schmetterling

Setze dich aufrecht hin, sodass du über deine Sitzbeinhöcker gut mit deiner Unterlage verbunden bist. Bringe die Fußsohlen aneinander, lasse die Knie nach außen sinken und ziehe die Fersen zu dir heran. Achte darauf, dass dein Rücken gerade bleibt und keine Rundung im unteren Rücken entsteht. Fasse deine Füße mit deinen Händen und beginne mit deinen Knien zu flattern.

Zu finden unter folgenden Namen:

- Schmetterling
- Koala
- Schmetterlingsnudel
- Kolibri

Sitzende Vorbeuge

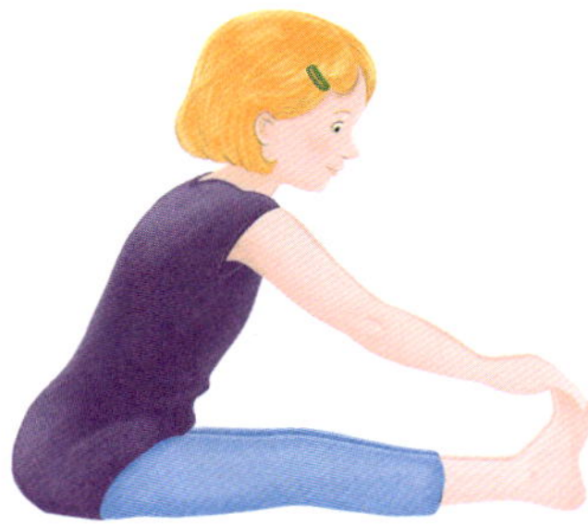

Setze dich aufrecht hin und strecke deine Beine nach vorne aus. Die Knie können gerne gebeugt sein. Strecke deine Arme zur Decke und klappe dich dann mit der Ausatmung aus dem Hüftgelenk nach vorne. Dein Rücken bleibt dabei so gerade wie möglich. Die Hände fassen entweder die Beine oder die Füße. Genieße die Übung und lasse dich von der Schwerkraft nach unten ziehen.

Zu finden unter folgenden Namen:
- Muschel
- Tortellini

Variante: Schildkröte

Setze dich mit gegrätschten Beinen hin. Stelle die Füße auf, sodass sich die Knie vom Boden abheben. Wandere mit den Händen von innen nach außen unter deinen Kniekehlen hindurch und lasse deinen Oberkörper nach vorne sinken.

Zu finden unter folgendem Namen:
- Schildkröte

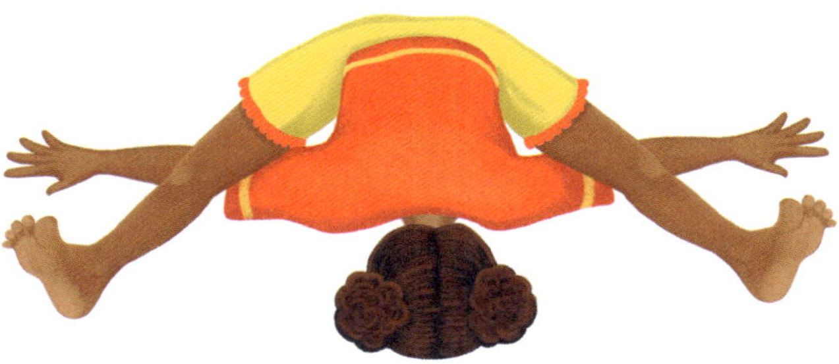

Boot

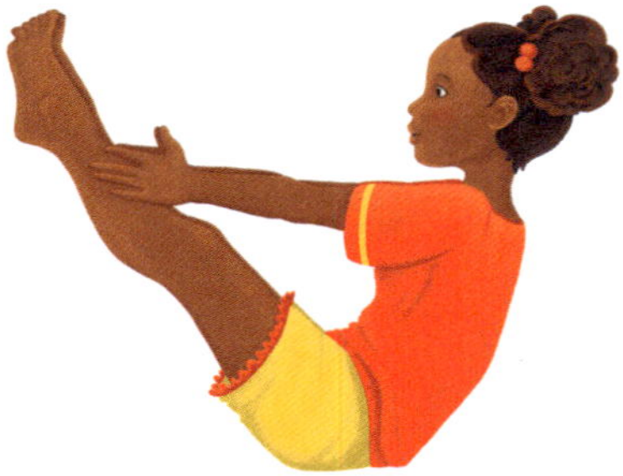

Setze dich aufrecht hin und winkle deine Knie an. Achte darauf, dass dein Rücken während der gesamten Übung lang und gerade bleibt. Lehne nun deinen Oberkörper etwas nach hinten, sodass sich deine Füße vom Boden lösen können. Deine Beine können dabei angewinkelt bleiben oder du streckst sie gerade. Atme und lächle.

Zu finden unter folgenden Namen:

- Ferkel
- Fledermaus
- Vespa

Umgedrehter Tisch

1. Setze dich aufrecht hin und winkle deine Beine an. Bringe deine Hände hinter dir auf den Boden. Spüre in deinen Körper, ob die Finger dabei zu dir oder weg von dir gedreht werden sollen.
2. Nun hebe dein Gesäß vom Boden ab und bringe Oberkörper und Oberschenkel in eine Linie. Dein Blick geht entweder zu deinen Knien oder du lässt deinen Kopf nach hinten hängen. Höre auch hier bitte auf die Stimme deines Körpers.

Zu finden unter folgenden Namen:

- (Trichternetz-)Spinne
- (Strand-)Krabbe

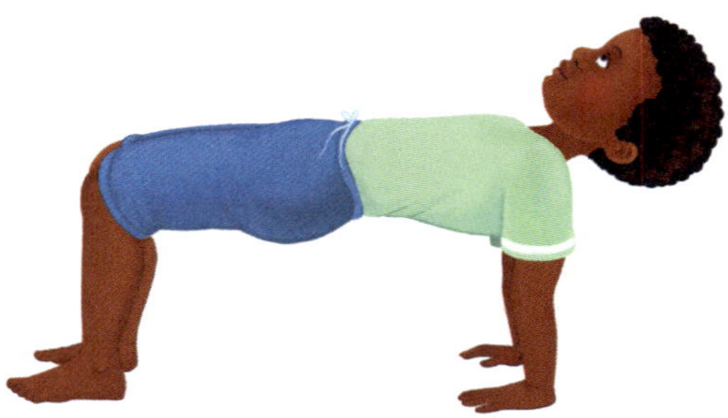

Positionen aus dem Kniestand

Kniestand

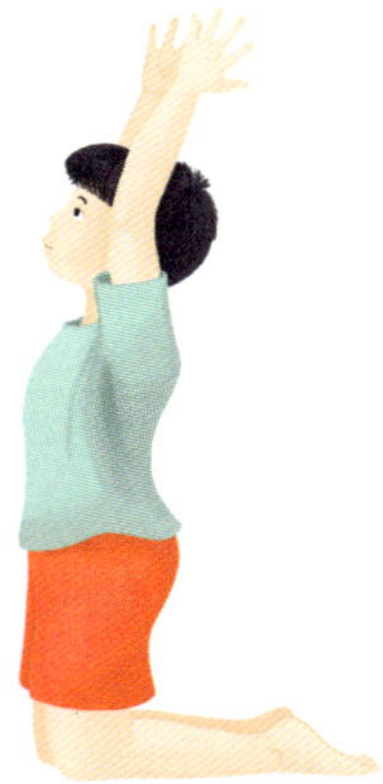

1. Knie dich hin und hebe deine Oberschenkel von den Unterschenkeln ab. Spüre in deinen Körper, was deinen Füßen besser tut: Entweder du stellst in dieser Übung die Zehen auf oder du legst die Fußrücken ab. Oberschenkel, Becken, Oberkörper und Kopf sind auf einer Linie.
2. Nun bringe deine Handflächen zueinander und strecke deine Arme über deinen Kopf.

Zu finden unter folgendem Namen:
- Maulwurf

Variante: Drehung

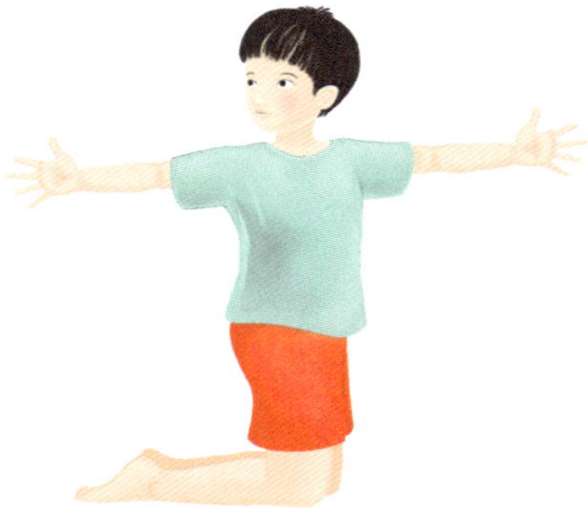

1. Bringe deine Arme aus dem Kniestand zur Seite. Deine Hände sind auf Schulterhöhe.
2. Drehe mit der Ausatmung deinen Oberkörper nach hinten auf. Mit der Einatmung kommst du wieder in die Ausgangsposition zurück, um dich mit der nächsten Ausatmung zur anderen Seite zu drehen.

Zu finden unter folgenden Namen:
- Eule
- Robbe
- Spirelli
- Pilz

Stellung des Kindes

1. Setze dich bequem auf deine Fersen. Wenn das für deinen Körper nicht möglich ist, lege dir ein Kissen zwischen Unter- und Oberschenkel und setze dich darauf.
2. Lege deinen Oberkörper auf deinen Oberschenkeln ab und entspanne in der Position deinen Nacken. Deine Hände können entweder unter deinem Kopf liegen oder du streckst deine Arme neben deinem Körper oder vor dir aus.

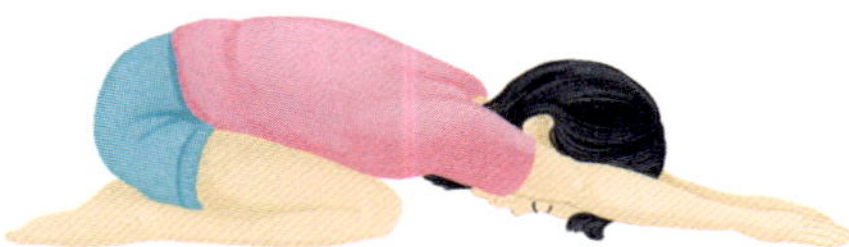

Zu finden unter folgenden Namen:

- Maus
- Faultier
- Ei
- Tomate

Hase

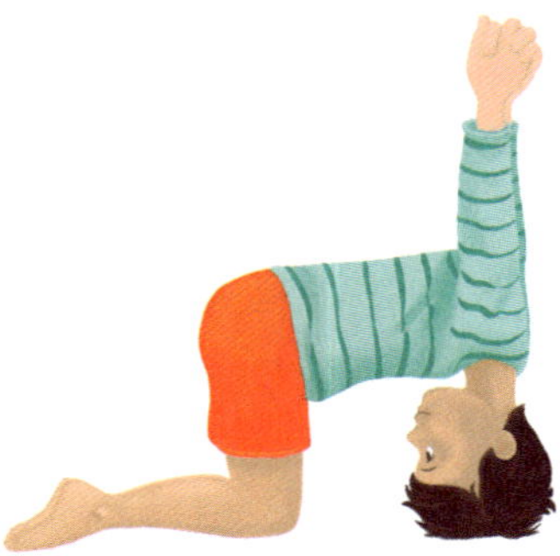

1. Knie dich hin und hebe deinen Po von deinen Fersen ab. Verschränke die Finger hinter deinem Rücken und lege deinen Scheitel etwa eine Fußlänge vor dir auf der Matte ab. Dein Gesäß ist angehoben. Achte darauf, dass nicht zu viel Gewicht auf Kopf und Halswirbelsäule lastet.
2. Deine Arme kannst du wie wache Hasenlauscher in den Himmel strecken.

Variante »Der Hase schlägt Alarm«: Versuche, mit den Unterschenkeln wie ein Hase wild auf den Boden zu schlagen.

Zu finden unter folgenden Namen:

- Hase
- Schneehase

Löwe

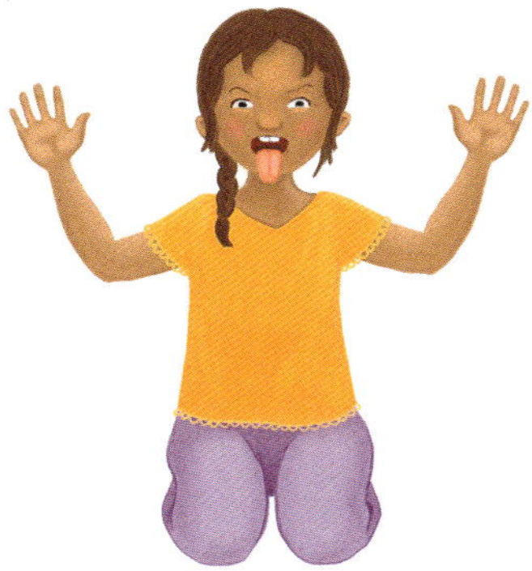

1. Knie dich hin und setze dich auf deine Fersen. Beginne bei der Ausatmung zu brüllen wie ein Löwe. Reiße deine Augen auf, strecke deine Zunge heraus, hebe deine Arme und forme aus deinen Fingern Krallen.
2. Lege nach dem Brüllen deinen Oberkörper entspannt in die Stellung des Kindes ab und ruhe dich aus.

Tipp für die Durchführung in der Gruppe: Vereinbare zu Beginn mit den Kindern ein Kommando. Erst bei diesem Kommando brüllt das gesamte Löwenrudel gemeinsam.

Zu finden unter folgenden Namen:

- Drache
- Löwe
- Brüllaffe

Kamel

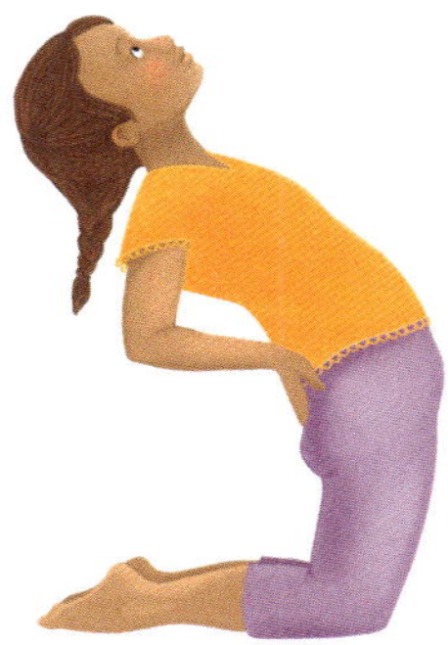

1. Beginne im Kniestand. Bringe deine Hände zum unteren Rücken und lehne dich so weit zurück, wie du kannst.
2. Atme in deinen Brustkorb und lasse ihn mit jeder Atmung immer weiter werden. Wenn du weiter gehen möchtest, stelle deine Zehen auf und lege deine rechte Hand auf deine rechte Ferse. Wechsle danach zur linken Seite. Wenn das für deinen Körper gut war, kannst du nun gleichzeitig beide Hände zu den Fersen bringen. Halte dabei deinen Kopf gerade oder lasse ihn in den Nacken sinken.
3. Löse dich mit der Kraft deiner Bauchmuskeln aus der Position.

Zu finden unter folgendem Namen:

- Kamel

Vierfüßler

1. Knie dich hin und bringe deine Hände auf den Boden. Achte darauf, dass deine Handgelenke direkt unter deinen Schultergelenken liegen. Deine Knie sind direkt unter deinen Hüftgelenken. Die Finger sind gespreizt und drücken aktiv in die Matte. Die Ellenbogen-Innenseiten drehen nach innen und die Ellenbogen sind leicht gebeugt.

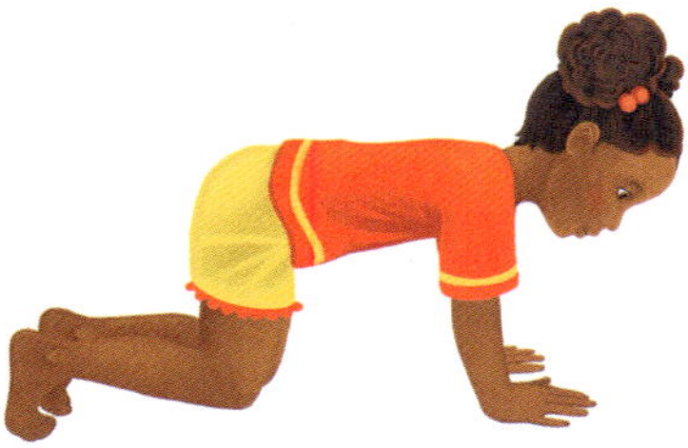

2. Dein Rücken und dein Hals sind ganz gerade und der Kopf ist die Verlängerung deiner Wirbelsäule. Stelle dir vor, du bist ein Tisch, auf dem man sicher eine Suppe abstellen kann, ohne dass der Teller kippt.

Variation: dynamische Wirbelsäule – Katze-Kuh

1. Hebe mit der Einatmung den Blick sanft an und schaue Richtung Decke.
2. Mit der Ausatmung fließt der Blick Richtung Bauchnabel und der Rücken wird rund.

Zu finden unter folgenden Namen:

- Hundertfüßer
- Indischer Mungo
- Dachs
- Feuersalamander
- Alpaka
- Katze
- Waran
- Höhle

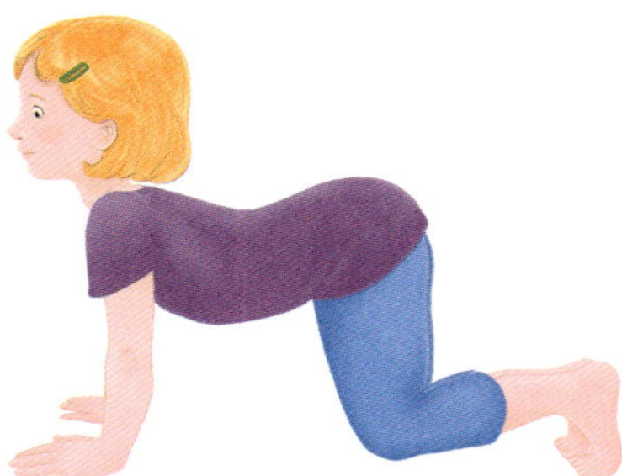

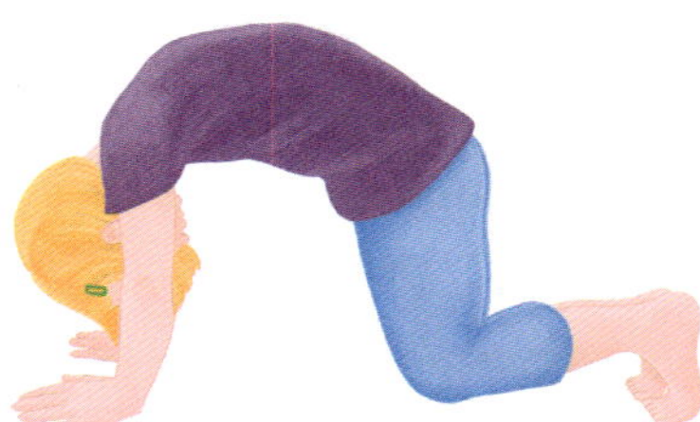

Delfin

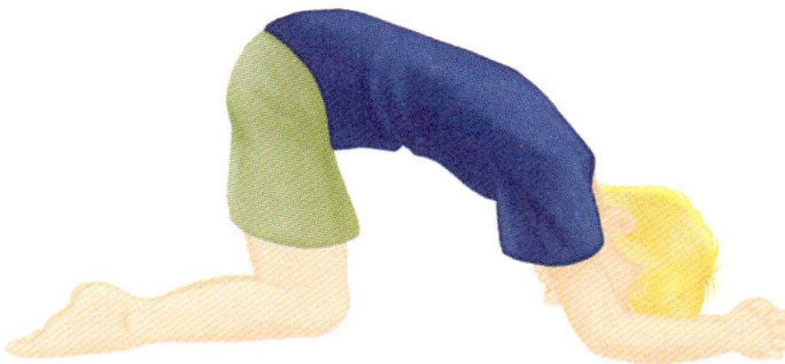

1. Ausgangslage ist der Vierfüßlerstand. Lege deine Ellenbogen dort ab, wo zuvor der Platz deiner Hände war. Verschränke die Finger ineinander.
2. Schwinge nun mit deinem Oberkörper sanft nach vorne und hinten und stelle dir dabei vor, du springst wie ein kleiner Delfin durchs Wasser. Dabei kommt die Kraft aus deiner Bauchmuskulatur und deinen Schultern.

Variante: Der große Delfin

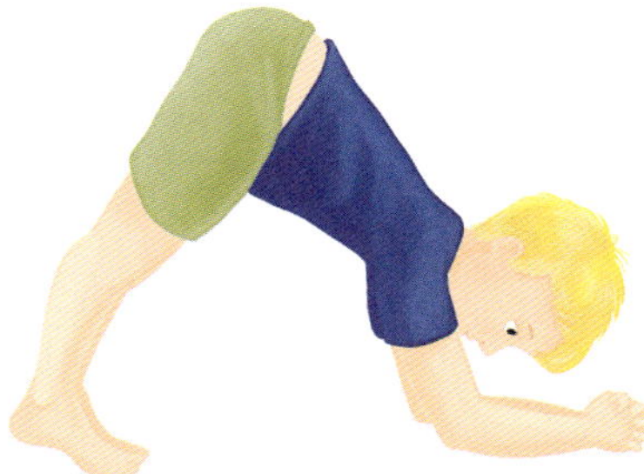

Brauchst du mehr Herausforderung in dieser Position? Stelle deine Zehen auf und strecke deine Beine durch, sodass dein Gesäß weiter nach oben kommt. Nun schwinge deinen Oberkörper wieder nach vorne und hinten.

Zu finden unter folgenden Namen:

- Delfin
- Wal

Sprinter

Steige ausgehend aus dem Vierfüßlerstand mit einem Fuß auf den Platz zwischen deinen Händen. Rutsche mit dem hinteren Knie etwas weiter nach hinten und stelle die Zehen des hinteren Fußes auf. Dein Blick geht vor dir entspannt in die Ferne. Achte dabei auf deinen Nacken und lasse deine Schultern sinken.

Wenn du magst, kannst du dein hinteres Bein auch strecken und das Knie vom Boden abheben.

Zu finden unter folgenden Namen:

- Gams
- Läufer
- Sprinter
- Reh
- Mondstrahlen

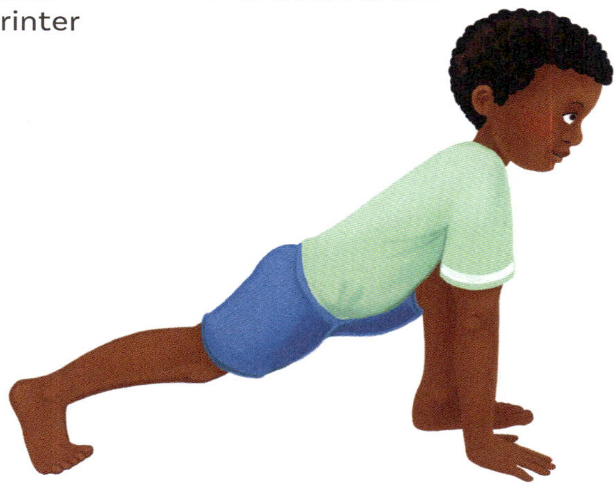

8-Punkte-Stellung

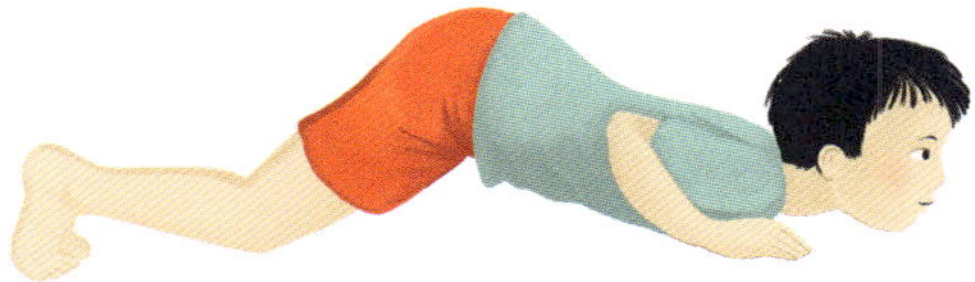

1. Starte im Vierfüßlerstand und bringe deine Hände so weit auseinander, dass dein Brustkorb zwischen deinen Händen Platz hat.
2. Beuge nun deine Ellenbogen und lege deinen Brustkorb zwischen deinen Händen auf dem Boden ab. Dein Bauch berührt den Boden nicht und dein Gesäß streckt dabei weiterhin in die Höhe. Lege entweder deine Stirn oder dein Kinn ab.

Zu finden unter folgenden Namen:

- Regenwurm
- Raupe
- Wattwurm

Diagonale Streckung

1. Komme in den Vierfüßlerstand. Achte auf deinen geraden Rücken, eine kleine Beugung in den Ellenbogen und aktive Hände.
2. Nun strecke deinen rechten Arm nach vorne aus. Ziehe deinen Bauchnabel aktiv nach innen, um die Position stabil zu halten. Wenn das Halten der Position für dich gut möglich ist, kannst du zusätzlich dein linkes Bein nach hinten strecken.

Es ist völlig in Ordnung, wenn du zu Beginn nur einen Arm oder ein Bein anhebst und ausstreckst. Mit der Zeit wird dein Körper kräftiger und geübter werden.

Zu finden unter folgenden Namen:

- Fuchs
- Tiger(mädchen)
- Jaguar
- Wüstenfuchs

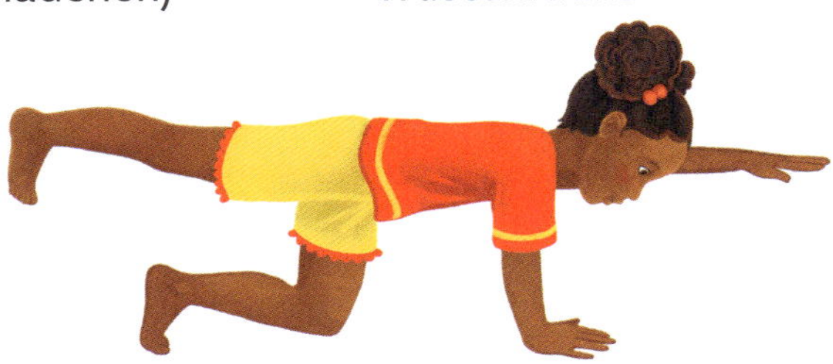

Herabschauender Hund

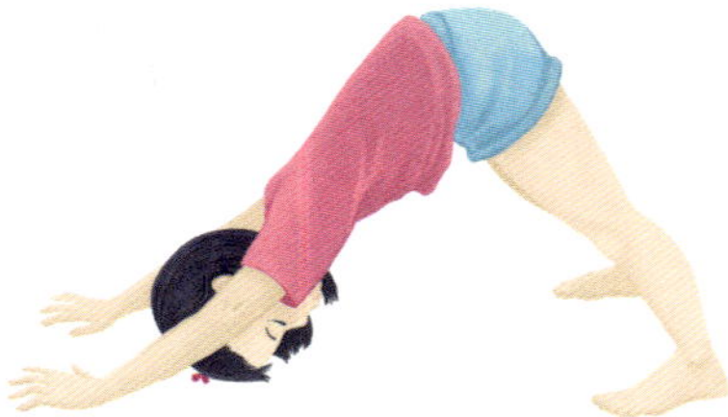

1. Die Ausgangsposition ist der Vierfüßlerstand. Baue diese Position exakt auf. Die Hände sind unter den Schultern, die Knie unter den Hüftgelenken, deine Ellenbogen sind leicht gebeugt.
2. Stelle nun die Zehen auf und schiebe dich kraftvoll nach hinten. Strecke die Beine, so gut es geht, und drücke mit den Händen den Oberkörper nach hinten. Die Schulten ziehen aktiv weg von den Ohren und der Rücken bleibt lang. Deine Knie müssen nicht gestreckt sein. Viel wichtiger ist, dass dein Rücken lang und gerade bleibt.
3. Atme und wackle mit deinem unsichtbaren Schwanz, um deinen Rücken zu lockern.

Zu finden unter folgenden Namen:

- Wolf
- Höhle
- (Hof-)Hund

Variante: Skorpion

Für diese Variation hebe im herabschauenden Hund ein Bein an und winkle dein Knie ab. Drehe deine Hüfte etwas auf und lasse dein Knie der höchste Punkt deines Körpers sein.

Zu finden unter folgendem Namen:

- Skorpion

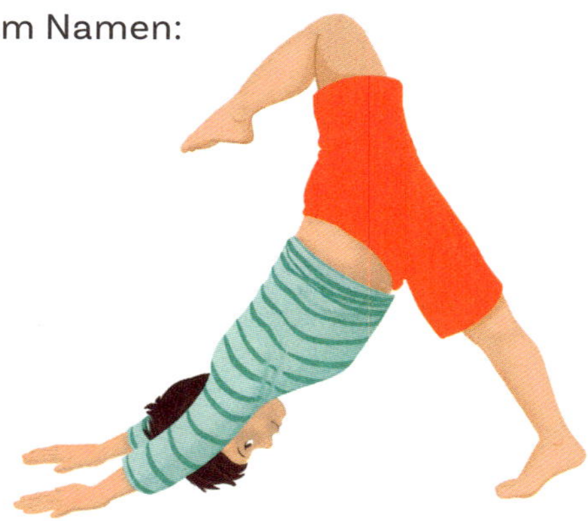

Positionen im Liegen

Käfer

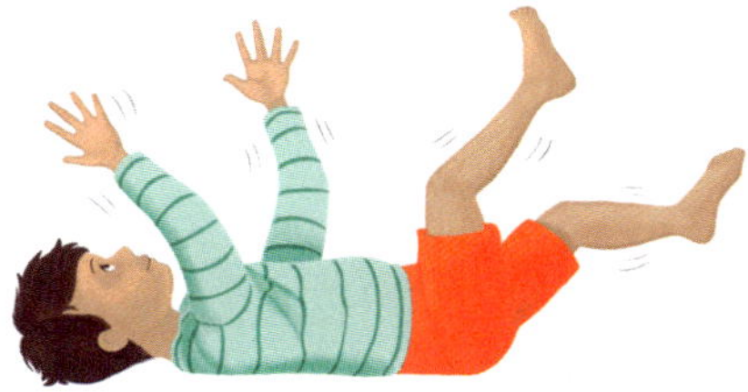

1. Lege dich auf deinen Rücken und stelle deine Beine auf. Stelle dir vor, du bist ein Käfer, der auf dem Rücken gelandet ist. Strecke deine Arme und Beine aus und zapple damit in der Luft. Achte dabei darauf, dass dein unterer Rücken, dein Kopf und dein Gesäß am Boden bleiben.
2. Nach einer Weile kannst du versuchen, mit deinen Beinen nach vorne und nach hinten zu schwingen, um wieder auf die Beine zu kommen.

Zu finden unter folgenden Namen:

- Käfer
- Krake
- Skarabäus
- Farn

Krokodil

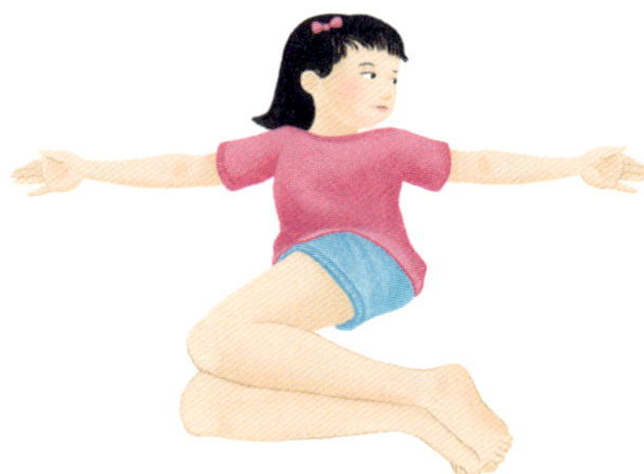

Lege dich auf den Rücken und stelle deine Beine auf. Deine Arme liegen ausgestreckt neben dir auf Höhe der Schultern. Stelle dir vor, deine Beine sind dein kräftiger Krokodilschwanz, der von Seite zur Seite peitscht. Kippe dazu abwechselnd deine Knie nach rechts und nach links. Dein Kopf dreht dabei immer zur anderen Seite.

Zu finden unter folgendem Namen:

- Krokodil

Kobra

1. Lege dich auf den Bauch und bringe deine Hände direkt unter die Schultern. Deine Ellenbogen berühren deine Rippen und deine Beine sind gestreckt. Deine Fußrücken liegen auf dem Boden.
2. Nun schiebe deinen Brustkorb aus der Kraft deines Rückens hoch. Hebe deinen Brustkorb vom Boden ab und schlängle dich wie eine Kobra von Seite zu Seite. Spüre dabei gut in deinen Körper und gehe nur so weit, wie es sich für dich angenehm anfühlt.

Zu finden unter folgenden Namen:

- Schnecke(nhaus)
- Kobra(mama)
- Flusspferd(mädchen)
- Boa Constrictor
- Taipan
- Fluss
- Anakonda

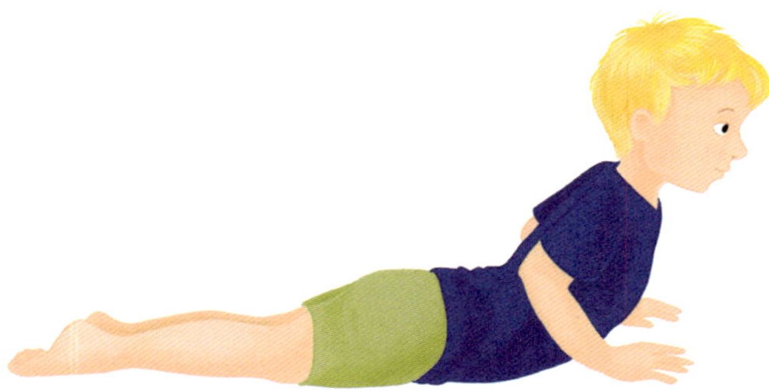

Variante: Schwimmen

Löse ausgehend aus der Kobraposition deine Hände und bewege sie wie Seitenflossen neben dir auf und ab.

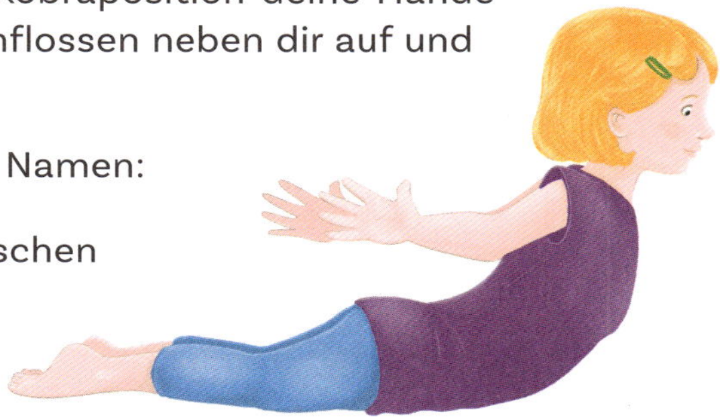

Zu finden unter folgenden Namen:
- Papageientaucher
- Hang nach unten rutschen
- Flunder
- Hai

Brücke

1. Lege dich bequem und gerade auf den Rücken. Deine Arme liegen neben deinem Oberkörper und die Handflächen zeigen nach unten.
2. Stelle nun deine Beine auf und bringen deine Füße unter deine Knie. Achte während der Übung darauf, dass deine Knie nicht nach außen oder innen kippen.
3. Nun hebe dein Gesäß vom Boden ab, bis deine Oberschenkel und dein Oberkörper in einer Linie sind.

Zu finden unter folgendem Namen:
- Regenbogen

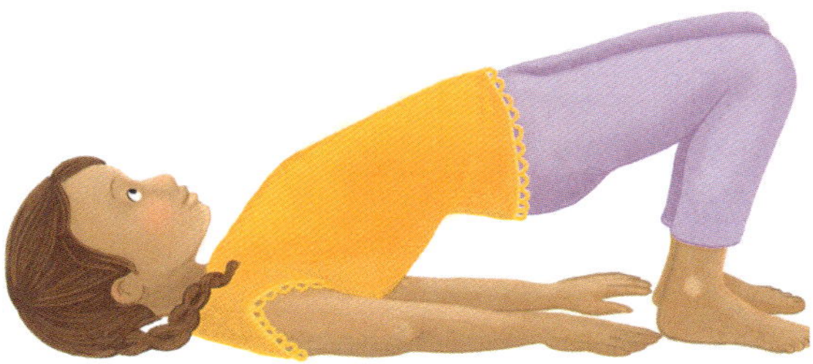

Übung für Faulenzreisen

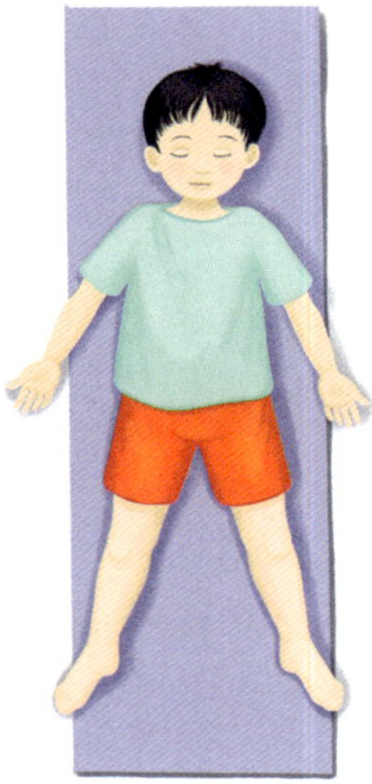

Savasana

Lege dich auf deinen Rücken. Die Beine liegen etwas mehr als hüftbreit auseinander. Die Zehen fallen nach außen. Die Arme liegen neben deinem Körper, die Handflächen zeigen nach oben. Der Kopf liegt bequem in der Mitte. Wenn du dich traust und dich wohlfühlst, schließe deine Augen. Bitte deine Gedanken, alles Plaudern einzustellen, und konzentriere dich auf deine Atmung.

Jede Reise schließt mit der Savasana ab. Also lege dich nach jedem Abenteuer hin und komme für ein paar Atemzüge zur Ruhe.

Über die Autorin

Hallo! Mein Name ist Hanna Pessl.

Ich bin seit 2011 selbstständige Kinderyogalehrerin und Gründerin der Integralen Kinderyoga-Pädagogik. Als Mama von zwei Kindern und ehemalige Pädagogin kenne ich die Sorgen und Ängste vieler Eltern und Lehrer*innen nur zu gut und setze mich für einen spielerischen Alltag mit Kindern und eine behütete Kindheit ein. Mit diesem Ziel biete ich eine Fülle an Möglichkeiten der Inspiration und Wissensvermittlung an: Ich leite Kinderyoga-Ausbildungen in Wien und online und kreiere regelmäßig Kinderyoga-Material für meinen Onlinetribe, den Inner Child Circle. Meine Arbeit ist geleitet von der Vision, Erwachsenen wieder den Zugang zu ihrem Inneren Kind zu zeigen, Kindern ihr Staunen und Spielen zu bewahren und so eine friedliche und glückliche nächste Generation ins Leben zu begleiten.

Weiterführendes Material

Willst du mit mir gemeinsam auf Yoga-Abenteuer gehen? Auf meiner Seite warten exklusiv vier Audioreisen auf dich. Gehe dafür auf die Seite: www.hannapessl.com/yogakarten

Mit dem Passwort »schabernack108« und deiner Mail-Adresse flattern danach gleich vier von mir gesprochene Fantasiereisen in dein Postfach.

Komm und gehe mit mir, Ilan, Aqua, Kiran und Yuri auf spannende Fantastereien!

Wir freuen uns auf dich!

Deine Hanna und Freund*innen